BEI GRIN MACHT SICH IHR WISSEN BEZAHLT

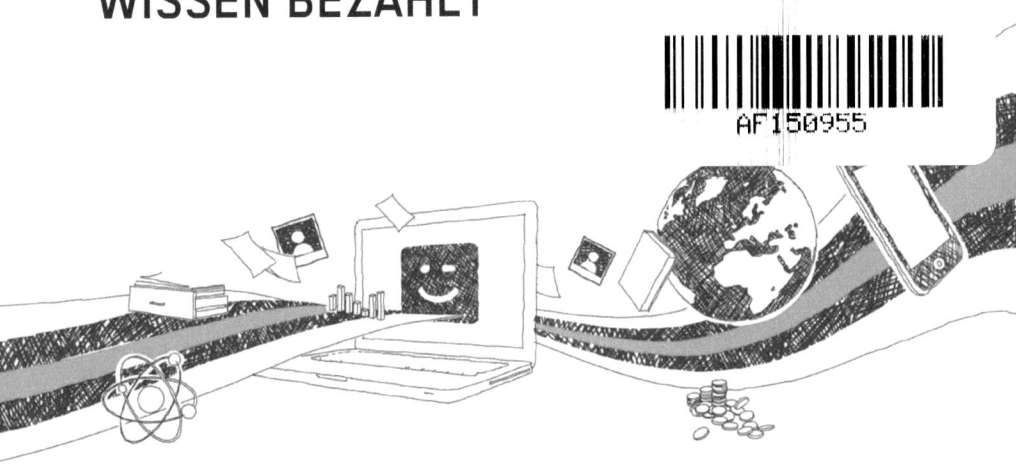

- Wir veröffentlichen Ihre Hausarbeit, Bachelor- und Masterarbeit

- Ihr eigenes eBook und Buch - weltweit in allen wichtigen Shops

- Verdienen Sie an jedem Verkauf

Jetzt bei www.GRIN.com hochladen und kostenlos publizieren

GRIN

Bibliografische Information der Deutschen Nationalbibliothek:

Die Deutsche Bibliothek verzeichnet diese Publikation in der Deutschen National-bibliografie; detaillierte bibliografische Daten sind im Internet über http://dnb.d-nb.de/ abrufbar.

Impressum:

Copyright © 2016 GRIN Verlag, Open Publishing GmbH
Druck und Bindung: Books on Demand GmbH, Norderstedt Germany
ISBN: 9783668381407

Dieses Buch bei GRIN:

http://www.grin.com/de/e-book/350520/freiheitsentziehende-massnahmen-in-der-pflege-unterrichtsplanung

Franziska Rettner

Freiheitsentziehende Maßnahmen in der Pflege. Unterrichtsplanung

GRIN Verlag

GRIN - Your knowledge has value

Der GRIN Verlag publiziert seit 1998 wissenschaftliche Arbeiten von Studenten, Hochschullehrern und anderen Akademikern als eBook und gedrucktes Buch. Die Verlagswebsite www.grin.com ist die ideale Plattform zur Veröffentlichung von Hausarbeiten, Abschlussarbeiten, wissenschaftlichen Aufsätzen, Dissertationen und Fachbüchern.

Besuchen Sie uns im Internet:

http://www.grin.com/

http://www.facebook.com/grincom

http://www.twitter.com/grin_com

Philosophisch-Theologische Hochschule Vallendar

Unterrichtsplanung

Unterrichtsreihe zum Thema
Freiheitsentziehende Maßnahmen

Lernmodul 14 (a/b): Pflegehandeln an ethischen Prinzipien ausrichten und verantworten
Grundsätzliche Argumente in der Diskussion über Freiheitsentziehende Maßnahmen prüfen
und den eigenen Standpunkt klären

Franziska Rettner

Im Studiengang: Bachelor of Education, 4. Semester (SoSe 2016)
Schwerpunkt: Lehramt für Berufsbildende Schulen

Fach: Pflege
Modul: 9.1 Grundlagen und Anwendungen der Fachdidaktik
Datum: 11.07.2016

Inhaltsverzeichnis

1 Mein Konzept

In meiner zukünftigen Lehrerrolle strebe ich folgende Werte an: Wertschätzung, Transparenz mit positiver Fehlerkultur, Lebenswelt- und Erfahrungsbezug sowie Autonomie, die die Handlungskompetenz der Schülerinnen und Schüler (folgend als SuS abgekürzt) vorteilhaft beeinflussen und sie zu mündigen, professionellen Pflegekräften heranreifen lassen, die stets ihr Handeln reflektieren und immer das Wohl des Patienten im Blick haben.

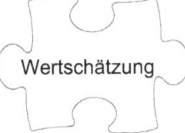

Da ich selbst in der Pflegepraxis tätig bin, ist es mir besonders wichtig die SuS als Kollegen zu behandeln. Sie bringen genauso wie ich, Erfahrungen aus der Praxis mit in den Unterricht, welche ich mit ihnen zusammen in einem Dialog bearbeiten und reflektieren will. Daher sehe ich mich in meiner zukünftigen Lehrerrolle als Kollegin, Lernbegleiterin, Mentorin und Impulsgeberin. Ich möchte dadurch versuchen ein für die SuS angenehmes, lernförderliches Klima zu schaffen und die Wertschätzung meinerseits den SuS gegenüber zum Ausdruck zu bringen. Meine Wertschätzung soll besonders durch Hilfsbereitschaft, Fairness und Freundlichkeit zum Ausdruck kommen.

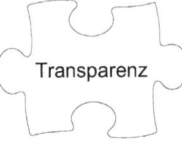

Außerdem ist es mir wichtig, die Struktur meines Unterrichts deutlich zu machen und für eine Transparenz zu sorgen. Die soll den Unterricht nachvollziehbar machen. Hierbei ist die Offenlegung der Ziele von großer Bedeutung. Dies soll zur besseren Orientierung der SuS dienen und so eine angstfreie Lernatmosphäre schaffen.

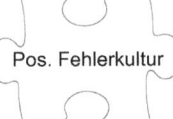

Um dies zu erreichen scheint mir ebenso ein angemessener Umgang mit Fehlern von großer Wichtigkeit. Ich strebe eine positive Fehlerkultur an. Fehler können durchaus einen Lernwert für die SuS aufweisen und den Lernprozess fördern. Die Lerner sollen sich gegenseitig

3

unterstützen und positiv sowohl mit ihren eigenen als auch mit den Fehlern anderer umgehen können. Hierbei möchte ich den SuS als Vorbild dienen, indem ich meine eigenen Fehler offen darlege anstatt diese zu verbergen. Ich weiß aus meiner eigenen beruflichen Erfahrung, dass es in der Praxis von großer Bedeutung ist, Fehler frühzeitig zu erkennen, zu kommunizieren und fälschliche Handlungen zu reflektieren, um diese zukünftig zu vermeiden, um einen Schaden für den Patienten/Klienten/Bewohner abzuwenden. (vgl. Schaefer 2012)

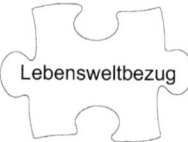

Lebensweltbezug

Die Lebenswelt der SuS soll in meinem Unterricht eine große Rolle spielen. Durch die wertschätzende, offene Lernumgebung soll den Lernenden die Möglichkeit gegeben werden, ihre eigenen Erfahrungen, Wünsche und Bedürfnisse in den Unterricht einzubringen. Gerade in der Pflegepraxis erleben die SuS oft eine Theorie-Praxis-Diskrepanz. Daher liegen mir praxisnahe Beispiele und praktische Übungen besonders am Herzen. Dadurch soll den Lernenden die Möglichkeit gegeben werden, ihre individuellen Stärken und ihre berufliche Handlungskompetenz am praxisnahen Beispiel zu erweitern und sich zu erproben, um eine Anschlussfähigkeit herzustellen. Dadurch entsteht ein besserer Theorie-Praxis-Transfer und die Motivation der Lerner steigt, was wiederum Spaß am Lernen hervorruft.

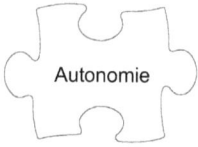

Autonomie

Die Selbstständigkeit der Lernenden ist mir außerdem wichtig. Sie sollen eigenverantwortlich mit komplexen Aufgabenstellungen arbeiten. Dabei möchte ich sie unterstützen und heranführen. Dadurch sollen die Lernenden die Möglichkeit bekommen, weitestgehend selbstgesteuert zu arbeiten und eigene Lernwege mitzugestalten und zu steuern. In diesem Sinne möchte ich den Schülerinnen und Schülern verschiedenste Lernmethoden anbieten. Dies soll die Autonomie der Lernenden im Hinblick auf ihr eigenes berufliches Handeln fördern.

Auch ich als Lehrperson lerne durch den Unterrichtsprozess ständig dazu und muss mein Konzept immer wieder evaluieren und anpassen.

2 Bedingungsfeldanalyse

2.1 Institutionelle Rahmenbedingungen

Der Unterricht findet in einer Krankenpflegeschule statt. Diese ist direkt am städtischen Klinikum angesiedelt, zu dem sie gehört. Somit kann eine gute Zusammenarbeit zwischen Theorie und Praxis gewährleistet werden. Die Stadt ist in diesem Fall auch der Träger der Klinik sowie der Krankenpflegeschule. Die Schule verfügt über 180 Ausbildungsplätze in dem Ausbildungsberuf Gesundheits- und Krankenpflege. Die Ausbildungsgänge starten jeweils im Frühjahr und im Herbst. Somit sind immer sechs Ausbildungskurse an der Schule vertreten, die durchschnittlich 30 Schüler umfassen.

Der Schwerpunkt der angebundenen Klinik liegt im kardiologischen Bereich, allerdings deckt die Klinik der Maximalversorgung auch fast alle anderen Fachbereiche ab. Lediglich eine Hautklinik sowie eine spezielle Augenklinik sind hier nicht verortet.

Das Leitbild der Pflegeschule zielt auf den Erwerb einer umfassenden beruflichen Handlungskompetenz ab, die sowohl fachliche als auch fachübergreifende Fähigkeiten und Fertigkeiten umfasst. Außerdem zeigt sich die Schule offen für neue Wege, bindet Auszubildende aktiv in Veränderungsprozesse mit ein und fördert ihre Bereitschaft zur Innovation. Die Mitarbeiter und Führungskräfte des Klinikums sind sich des hohen Stellenwertes der Pflegeausbildung und damit ihrer besonderen Verantwortung gegenüber den Auszubildenden bewusst. Dieser Verantwortung stellen sich auch der Betriebsrat und die Jugend- und Auszubildendenvertretung, indem sie einen konstruktiven Beitrag zur zukunftsgerichteten Optimierung der Ausbildung leisten. Die Schule hat sich ebenso die Achtung und Toleranz gegenüber anderen Kulturen auf die Fahne geschrieben, sie fördert aktiv Chancengleichheit und achtet die natürlichen Umwelt- und Lebensbedingungen.

Das Klinikum selbst bekennt sich zum Dualen System der Berufsausbildung und unterstützt dieses durch eine enge Kooperation mit der Pflegeschule.

Lehrpersonen

An der Krankenpflegeschule sind derzeit acht Lehrpersonen beschäftigt (die Schulleitung mit inbegriffen). Die Bildungsabschlüsse aller Lehrpersonen variieren. Vier von ihnen haben noch den Diplomstudiengang Pflegepädagogik (FH) absolviert, drei haben den Bachelor-Abschluss Pflegepädagogik und eine Lehrperson trägt den Titel „Lehrerin für Pflegeberufe". Die Krankenpflegeschule beschäftigt zudem verschiedene Gastdozenten z.B. Gesundheits- und Krankenpfleger mit der Weiterbildung Psychiatrie und Ärzte, die Experten in ihren Bereichen sind. Jede Lehrkraft an der Schule betreut einen Kurs als Kursleitung.

Räumliche Bedingungen und Medienausstattung

Die räumliche Ausstattung ist sehr zufriedenstellend. Die Krankenpflegeschule ist 2000 in ein neues Gebäude umgezogen und ist dort im Erdgeschoss angesiedelt. Im Obergeschoss des Gebäudes befinden sich die Räume der MTA-Schule. In der neuen Krankenpflegeschule gibt es vier Lehrräume die durchschnittlich Platz für 30 Personen haben. Diese sind mit festmontierten Beamern und Tafeln ausgestattet. Falls ein Flipchart oder eine Pinnwand benötigt wird, kann diese aus dem Lagerraum in den Klassenraum transportiert werden. Die Lehrkräfte haben zudem die Möglichkeit ihre Unterlagen an einem Kopierer zu vervielfältigen. Außerdem stehen ihnen Methodenkoffer für ihren Unterricht zur Verfügung.

Die Schüler können eine eigene Bibliothek, die mit drei PCs und vielen aktuellen Büchern aus dem pflegerischen und medizinischen Bereich, sowie aus anderen Bezugswissenschaften ausgestattet ist, benutzen. Außerdem kann dieser Raum aufgrund der ausreichenden Sitz- und Arbeitsmöglichkeiten auch als Gruppenarbeitsraum genutzt werden. Zusätzlich verfügt die Schule über einen kleinen Demoraum, der mit drei Krankenpflegebetten, Pflegepuppen sowie verschiedenen pflegerelevanten Utensilien ausgestattet ist. Hier finden oft fachpraktische Unterrichte statt, in denen die Schüler in einem geschützten Raum pflegerische als auch medizinische Ausführungen üben können. Für die Pausen gibt es eine gut ausgestattete Küche, welche von SuS sowie Lehrern genutzt werden kann.

Die Lehrkräfte, sowie die Schulleitung und die Sekretärin verfügen über eigene Büros. Die Büros sind mit Computern ausgestattet, die auch einen Zugriff auf wissenschaftliche Literaturrecherche-Seiten ermöglichen.

2.2 Die Lerngruppe

Es handelt sich um einen Kurs der Gesundheits- und Krankenpflege im zweiten Ausbildungsjahr. Der Kurs besteht aus insgesamt 28 Auszubildenden, davon 5 männliche und 23 weibliche Teilnehmer. Das Alter der Schüler liegt zwischen 18 und 37 Jahren und das Durchschnittsalter beträgt 23 Jahre. Die Bildungsabschlüsse sind recht gleichmäßig verteilt von Hautschulabschluss mit einer Berufsausbildung (meist Krankenpflegehilfe) bis Abitur. Sieben Schüler verfügen über ein Abitur. Die meisten Auszubildenden (13) verfügen über einen Abschluss der Mittleren Reife. Zwei Teilnehmer haben den Bildungsabschluss Fachhochschulreife und vier Auszubildende verfügen über den Hauptschulabschluss mit Berufsausbildung. Elf der Auszubildenden haben bereits ein einjähriges Praktikum im pflegerischen Bereich absolviert. In dem Kurs befinden sich ebenso fünf Schüler die schon über eine Ausbildung als Krankenpflegehelfer/in verfügen.

Im Kurs befinden sich sieben Personen mit Migrationshintergrund, welche in Deutschland geboren und aufgewachsen sind. Sie sprechen daher fließend Deutsch. Fünf weitere SuS mit Migrationshintergrund sind im Ausland geboren, davon stammen vier aus Osteuropa und eine Teilnehmerin aus Afrika. Diese Schüler verfügen ebenfalls über ausreichende Deutschkenntnisse um dem Unterricht folgen zu können.

Der Kurs weist vom Wissenstand große Unterschiede auf, was mit den verschiedenen Bildungsabschlüssen zusammenhängen kann. Um die Schüler zu fördern wurden vor kurzem Lerngruppen gebildet, die bezüglich des Wissensstandes heterogen von den Lehrern zusammengestellt wurden. Diese Heterogenität des Bildungsniveaus spiegelt sich auch in der Leistungsbereitschaft wieder. Einige der leistungsschwächeren Schüler müssen vermehrt motiviert werden und benötigen mehr Unterstützung im Lernprozess. Die mündliche Mitarbeit ist sehr aktiv. Hier zeigen sich zudem qualitative und quantitative Unterschiede in den Beiträgen.

Da sich die SuS bereits im 2. Ausbildungsjahr befinden, kennen sie sich untereinander sehr gut und damit auch ihre Stärken und Schwächen. Das hat den Vorteil, dass das unterschiedliche Leistungsniveau weitestgehend ausgeglichen werden kann, da die leistungsstarken SuS die leistungsschwachen Lernenden bereitwillig unterstützen. In Gruppenarbeiten zeigen sich die SuS kooperativ. Sie unterstützen sich gegenseitig und arbeiten gewissenhaft an ihren Aufgaben. Es kommt häufig zu Diskussionen im Plenum, die jedoch meist sehr konstruktiv genutzt werden können.

Ich unterrichte die Lerngruppe im Block (2h á 90min) und mir stehen dienstags die ersten vier Stunden zur Verfügung.

3 Verortung des Unterrichtsversuchs und Curriculare Bezugspunkte

Für das Bundesland Rheinland-Pfalz wurde aufgrund des Krankenpflegegesetzes von 2003 ein landeseinheitlicher Rahmenlehrplan und Ausbildungsrahmenplan für die Ausbildung in der Gesundheits- und Krankenpflege und der Gesundheits- und Kinderkrankenpflege entwickelt, welcher seit 2006 für alle Kranken- und Kinderkrankenschulen verbindlich ist. Dieser muss in den schulinternen Curricula umgesetzt werden. Der Rahmenlehrplan umfasst insgesamt 30 Module, die „der Phase des Orientierungswissens entsprechend dem beschriebenen entwicklungslogischen Ansatz des Kompetenzerwerbs" (Ministerium für Arbeit, Soziales, Familie und Gesundheit des Landes Rheinland-Pfalz 2013, S. 20) entsprechen. Einige Module werden zudem mit (a, b, c) ausdifferenziert um einen stufenweisen Kompetenzerwerb zu ermöglichen (vgl. ebd.). Zudem beinhaltet der Rahmenlehrplan die Empfehlungen zur Gestaltung der Lernorte Schule und Lernorte Praxis.

Das Thema „Freiheitsentziehende Maßnahmen" (folgend als FEM abgekürzt) gehört zum Lernmodul 14a/b „Pflegehandeln an ethischen Prinzipien ausrichten und verantworten", das innerhalb des zweiten Lehrjahres vermittelt werden soll. Im schuleigenen, offenen Curriculum der Pflegeschule werden folgende Inhalte aufgeführt: rechtliche und ethische Aspekte sowie Formen und Umsetzung der FEM welche in 52 Unterrichtsstunden á 45 min vermittelt werden sollen. Die genauere Ausdifferenzierung der Inhalte obliegt dabei der Lehrkraft. Diese Unterrichtsreihe hat den Schwerpunkt Freiheitsentziehende Maßnahmen.

4 Didaktische Analyse

Didaktische Analyse ist Interpretation und Strukturierung des Unterrichtsinhalts in Hinblick auf die Unterrichtsvorbereitung (vgl. Meyer 2007, S.205).

In der gesamten Lerneinheit sollen die Schüler, in Anlehnung an Klafki, bei der Entwicklung deren Selbstbestimmungs-, Mitbestimmungs- und Solidaritätsfähigkeit in der Pflegepraxis aber auch in anderen Lebensbereichen unterstützt werden. Dabei sollen die Lernenden Zusammenhänge zwischen eigener aber auch fremder Selbstbestimmung und der gesellschaftlich-politischen Gegebenheiten kritisch reflektieren. Dies bedeutet, dass die Schüler Kritik- und Urteilsfähigkeit erwerben, sich über den eigenen Standpunkt im Klaren werden, diesen vertreten können und gegebenenfalls von ihm abweichen, wenn sie eine andere Einsicht erlangen (vgl. Klafki 2006, S. 22f). Dies ist meiner Ansicht nach bei solch einem Unterricht wie Umgang mit FEM enorm wichtig. Denn oft werden Tätigkeiten in der Pflegepraxis durchgeführt ohne sie zu reflektieren und ohne sich im Klaren zu sein, welche Auswirkungen es sowohl auf den einzelnen Patienten, deren Angehörigen als auch auf das Personal haben kann. Deswegen verfolge ich als Schwerpunkt der ganzen Unterrichtseinheit eine kritische Auseinandersetzung mit der Thematik.

4.1 Allgemeindidaktische Leitfragen nach Klafki

Gegenwartsbedeutung

Jeder meiner SuS lebt in Deutschland und ist dadurch ein Teil unserer Demokratie. Damit gehen auch diverse Rechte einher, die jeder in unserem Land als selbstverständlich ansieht und auslebt. Dazu gehört auch das Recht auf die freie Entfaltung der Persönlichkeit, auf Leben, auf körperliche Unversehrtheit welches die Freiheit jeder Person schützt. Diese Privilegien, sollten wir allerdings nicht missbrauchen. Unsere Freiheiten haben auch Grenzen, die erreicht sind, sobald wir die Freiheit eines anderen Menschen antasten. Die theoretischen sowie rechtlichen und ethischen Grundlagen in Bezug auf FEM sind hinsichtlich der zu lehrenden Unterrichtseinheit sehr wichtig. Dieser theoretische Hintergrund stellt eine Grundlage für die gesamte Unterrichteinheit und natürlich für das spätere pflegerische Handeln dar. Fixierung von Pflegebedürftigen in Krankenhäusern und Pflegeheimen und die daraus resultierenden Folgen für die Patienten sowie die Pflegekräfte sind aktuelle Themen, die derzeit in den Medien thematisiert und in verschiedenen Studien untersucht werden. Vor allem die Fixierung von Patienten mit dementiellen Erkrankungen findet in Deutschland sehr häufig statt, obwohl es nachgewiesener Weise dem Patienten eher schadet. In der Praxis werden bezüglich der rechtlichen Situation oft viele Unsicherheiten erlebt, deswegen ist es für die Pflegekräfte wichtig die rechtlichen Vorgaben zu kennen und zu wissen wann und in welchen Umfang FEM eingesetzt werden dürfen.

Zukunftsbedeutung

Der demografische Wandel in Deutschland schreitet immer weiter voran und auch in den nächsten Jahren wird eine starke Zunahme der älteren Bevölkerung zu verzeichnen sein. Damit geht eine Steigerung altersspezifischer Krankheiten, wie Demenz einher. Oft werden diese Menschen als schwer umgänglich eingestuft, vor allem wenn sie zudem noch mobil unterwegs sind. Aus diversen Gründen wird dann schnell zu einer freiheitsbeschränkenden Maßnahme gegriffen, um schlimmeres zu verhindern oder personelle Engpässe auszugleichen. Auch die Pflegeschüler werden im späteren Pflegealltag oft mit solchen oder ähnlichen Situationen konfrontiert, in denen sie eine schnelle Entscheidung für oder gegen eine FEM treffen müssen. Daher lege ich großen Wert darauf, dass die SuS eigene Erfahrungen in Form von Selbstwahrnehmungsübungen machen, Alternativen kennenlernen und sich anschließend eine eigene begründete Meinung bilden können. Der korrekte praktische Umgang mit Fixierungssystemen, sowie das eigene Erleben einer Freiheitseinschränkung (natürlich nur mit Einwilligung des Schülers) sollen daher ebenso wie rechtliche und ethische Grundlagen im Mittelpunkt stehen und entscheidend zur Meinungsbildung und späteren Nutzung als examinierte Kraft beitragen. Nach dem Examen werden die Schüler selbständig und eigenverantwortlich die pflegerische Versorgung von Patienten / Bewohnern übernehmen. Obwohl die Ärzte die Anordnungsverantwortung zum Einsatz von FEM tragen, sind oft die Pflegekräfte diejenigen die es initiieren. Deswegen ist es enorm wichtig zu wissen, wie man in solchen Fällen rechtlich und ethisch richtig handelt.

Exemplarische Bedeutung

Da die Schüler sich im zweiten Ausbildungsjahr befinden, haben sie schon einige Erfahrungen zum Thema FEM in der Praxis sammeln können. Freiheitsentziehung stellt ein Schlüsselproblem dar und darf daher nicht einfach unreflektiert hingenommen werden. Da eine Fixierung im klinischen Alltag oft sehr schnell durchgeführt wird, besteht die Gefahr, dass diese Schüler mit ihren Erlebnissen und Fragen allein gelassen werden. Deswegen ist es enorm wichtig, diese Erlebnisse zu besprechen und die theoretischen Hintergründe zum Thema FEM zu erläutern. Zudem sollten die Schüler ein Verständnis dafür entwickeln, wie sich jemand fühlt der seiner Freiheit beraubt wird.

4.2 Fachdidaktische Analyse und Strukturierung

- Die Lernenden nennen die unterschiedlichen Arten und Gründe freiheitsentziehender Maßnahmen.
- Die Lernenden können Folgen freiheitsentziehender Maßnahmen für alle beteiligten Parteien (Pflegebedürftiger, Pflegekraft, Arzt, Angehöriger) benennen.
- Die Lernenden können Alternativen zu freiheitsentziehenden Maßnahmen beschreiben.
- Die Lernenden beziehen pflegebedürftige Menschen, deren Angehörige und Bezugspersonen konsequent in pflegerische Entscheidungsprozesse ein.
- Die Lernenden orientieren ihr Handeln an den theoretischen Grundlagen der Unterrichtsstunde und können alternative Maßnahmen zum Freiheitsentzug anwenden und begründen.
- Die Lernenden können prekäre Pflegesituationen analysieren und eine begründete Anwendung oder Nicht-Anwendung freiheitsentziehender Maßnahmen daraus ableiten.
- Die Lernenden entwickeln eine reflektierte Haltung zu freiheitsentziehenden Maßnahmen in ihrer pflegerischen Berufsausübung und vertreten diese im interdisziplinären Kontext.

Reale berufliche Situation einer freiheitsentziehenden Maßnahme

Frau Meyer ist 75 Jahre alt und leidet an Demenz. Bis vor kurzem lebte sie allein. Dies gestaltete sich stetig schwieriger. Frau Meyer stürzte in der Vergangenheit auch immer häufiger, da sie mit zunehmendem Alter auch zusehends schwächer wird. Daher beschloss ihre Tochter Frau Meyer in ein Pflegeheim zu geben, in welchem sie rund um Uhr betreut werden kann, mit der Gewissheit, dass es ihrer Mutter hier gut gehe.

Kurz nach ihrem Einzug in das Pflegeheim stürzt Frau Meyer. Unter den Augen der Angehörigen beginnen die Pflegekräfte Frau Meyer zu fixieren, um einem erneuten Sturz vorzubeugen. Die Tochter weist die Pflegekräfte wiederholt darauf hin, dass ihre Mutter klein und schmächtig sei und sich daher aus der Fixierung befreien werde. Die Pflegekräfte ignorieren die Aussagen der Tochter und fixieren Frau Meyer mit Hilfe eines Bauchgurtes am Bett. In einem unbeobachteten Moment befreit sich Frau Meyer aus dem Bauchgurt, dabei bleibt sie mit ihrem Hals am Gurt hängen und erstickt qualvoll. Die Tochter von Frau Meyer ist fassungslos.

Auftrag an die Pflegeschüler:

Sie sind als Pflegekraft allein im Nachtdienst auf einer 30-Betten-Station. Hier betreuen Sie unter anderem Frau Meyer, welche vom ambulanten Pflegedienst morgens im Bad aufgefunden wurde, nachdem sie beim Toilettengang gestürzt war. Dabei fügte sie sich eine Kopfplatzwunde zu, welche chirurgisch versorgt wurde. Frau Meyer bleibt zur Überwachung eine Nacht in der Klinik. In der Nacht wird die Patientin zunehmend unruhiger und hat massive Orientierungsstörungen.

Wie könnte die Situation weiter gehen? Woran müssen Sie als Pflegekraft denken?

Analyse der Situation mit Hilfe der Pflegedidaktischen Heuristik nach Darmann-Finck

Zielebene	Pflegende	Patient/ Angehörige	Institution/ Gesellschaft	Pflegerisches Handeln
Technisches Erkenntnis-interesse (SuS nennen/ erklären…)	- Wissen über theoretische Grundlagen FEM - Wissen über alternative Verfahren zu FEM	- Auswirkungen traumatischer Ereignisse für den Patienten - Folgen FEM für den Patient und seiner Angehörigen	- Pflegeüberleitung nach stationärem Aufenthalt - Informationsweitergabe - Weiterbildungs-angebote, Schulungen des Personals anbieten - Menschenwürde, rechtliche Gegebenheiten	- Leitlinien FEM - Internat. Empfehlung - Rahmenempfehlung zum Umgang mit herausf. Verhalten - Expertenstandard Sturzprophylaxe - Leitfaden zum Umgang mit FEM
Praktisches Erkenntnis-interesse (SuS verstehen/ verständigen sich über …)	- Eigene Haltung zum Umgang mit FEM entwickeln - Persönliche Grenzen kennenlernen - Empathie für die Patientensituation →Fallverstehen	- Zugrunde liegende Bedürfnisse des Patienten (Angst, Hunger, Harndrang,…)	- Personal- und organisationsorientierte Gründe für FEM (Personalmangel) - Gesellschaftliche Gründe für FEM (Demografischer Wandel)	- Kommunikations-strategien anwenden - Bedürfnisse des Pat. erkennen lernen - Entwicklung geeigneter Alternativen unter Einbezug des Pat. - Notwendigkeit von Wahrnehmung und Bearbeitung pers. Frustrationen und Vorverurteilungen gegenüber Patienten
Emanzipa-torisches Erkenntnis-interesse (SuS reflektieren den Widerspruch zwischen…)	- Konflikt zw. Schutz des Patienten, Wahrung der Unversehrtheit, Entfaltung der Persönlichkeit und Erhalt seiner Freiheit	- Konflikt zwischen Mitbestimmungsrecht deliranter/dementer Patienten und deren Angehörigen vs. situationsspezifischem selbst entscheiden müssen - Patientenwunsch des ungehinderten Bewegens vs. Sturzgefahr vs. Personalmangel - Meinung von Angehörigen vs. Pflegeexpertenmeinung - Situative Fixierung vs. Straftatbestand der Freiheitsberaubung	- Pflegeideal ethischer, demokratischer Pflege vs. Zeitdruck und Personalmangel - Ideal der Befriedigung aller Patienten-bedürfnisse vs. Überforderung - Erwartetes Gesellschafts- und systemkonformes Verhalten vs. Primat der Menschenwürde sowie Autonomie von Patienten	- Individuelle, patientenorientierende Pflege vs. Gesetze und Strafen bei Freiheitsentzug - Autonomie des Patienten achten vs. Verantwortung für den Patienten

Die Zellen mit dieser hellen Hintergrundfarbe sind Schwerpunktfelder!

4.3 Intentionen - Kompetenzen

Fachkompetenzen:
- Die Lernenden nennen die unterschiedlichen Arten und Gründe freiheitsentziehender Maßnahmen. (Stufe 1 - Wissen)
- Die Lernenden können Folgen freiheitsentziehender Maßnahmen für alle beteiligten Parteien (Pflegebedürftiger, Pflegekraft, Angehöriger) benennen. (Stufe 1 - Wissen)
- Die Lernenden können Alternativen zu freiheitsentziehenden Maßnahmen beschreiben. (Stufe 1 - Wissen)
- Die Lernenden orientieren ihr Handeln an den theoretischen Grundlagen der Unterrichtsstunde und können alternative Maßnahmen zum Freiheitsentzug anwenden und begründen. (Stufe 3 - Anwenden)
- Die Lernenden können prekäre Pflegesituationen analysieren und eine begründete Anwendung oder Nicht-Anwendung freiheitsentziehender Maßnahmen daraus ableiten. (Stufe 4 - Analysieren)
- Die Lernenden entwickeln eine reflektierte Haltung zu freiheitsentziehenden Maßnahmen in ihrer pflegerischen Berufsausübung und vertreten diese im interdisziplinären Kontext. (Stufe 6 - Evaluation) *(Fernziel)*

Sozial-kommunikative Kompetenzen:
- Die Lernenden beziehen pflegebedürftige Menschen, deren Angehörige und Bezugspersonen konsequent in pflegerische Entscheidungsprozesse ein. (Stufe 3 - Anwenden)
- Die Lernenden zeigen eine emphatische, professionelle Haltung gegenüber dem Patienten und seiner Angehöriger. (Stufe 3 - Anwenden)

Selbstkompetenzen:
- Die Lernenden diskutieren die verschiedenen Alternativen zu freiheitsentziehenden Maßnahmen in Anwendung an das Fallbeispiel vom Film. (Stufe 3 & 4 - Analysieren und Anwenden)
- Die SuS können eine begründete Position zu freiheitsentziehenden Maßnahmen beziehen und danach verantwortungsvoll in Konfliktsituationen handeln. (Stufe 6 - Evaluation) *(Fernziel)*

Personalkompetenzen:
- Die SuS bringen ihre Praxiserfahrungen ins Unterrichtsgeschehen ein. (Stufe 1 - Wissen)
- Die SuS beurteilen die eigenen Reaktionen auf freiheitsentziehende Maßnahmen und die Reaktion derjenigen Person an denen freiheitsentziehende Maßnahmen durchgeführt werden. (Stufe 6 - Evaluation) *(Fernziel)*

Methodenkompetenzen:
- Die SuS recherchieren geeignete Literatur eigenständig zum Thema. (Stufe 4 - Analysieren)
- Die Lernenden fassen die prägnantesten Inhalte der Literaturrecherche zusammen und stellen diese in einer frei gewählten Form schriftlich dar. (Stufe 3 - Anwenden)
- Die Lernenden präsentieren selbstsicher, unter Zuhilfenahme ihrer Notizen, die Ergebnisse ihrer Gruppenarbeit im Plenum. (Stufe 2 - Verstehen)

Blau markierte sind die Kernkompetenzen meiner Unterrichtsstunde! (Vgl. Lernzieltaxonomie Bloom B. 1976)

Kernkompetenzen für die berufliche Fachrichtung Gesundheit/Pflege:

Im Rahmen dieser Unterrichtsstunde sollen ebenso folgende fachbezogene Kompetenzen gefördert werden:

Ges./Pfl. K 7: Persönliche Aspekte im Kontext des Gesundheitswesens entwickeln

Hierbei soll der Fokus vor allem auf den Phasen Entscheiden, Durchführen und Kontrollieren liegen. Dabei steht hauptsächlich der Patient im Interesse jeder Handlung.

Ges./Pfl. K 5: Ethisch und rechtlich verantwortlich handeln

Alle Phasen werden angeschnitten, wobei die speziellen ethischen und rechtlichen Aspekte erst in den Anschlussstunden ihre Bedeutung finden. In diesen wird sich dann detailliert damit auseinandergesetzt. Jedoch kann im Kontext FEM auch die Ethik sowie die rechtliche Sicht nicht ausgeblendet werden und spielt daher auch im Ansatz eine Rolle in der aktuellen Unterrichtsstunde.

Kern-kompetenz	Informieren	Planen	Entscheiden	Durchführen	Kontrollieren	Bewerten
Ges./Pfl. K 7: **Persönliche Aspekte im Kontext des Gesundheits-wesens entwickeln**	Ich kann Bezüge zw. dem Lern-angebot im Kontext des Gesundheits-wesens und meiner Persönlichkeit herstellen.	Ich kann persönliche Fragestellung-en einer Problem-situation im Kontext des Gesundheits-wesens herausstellen.	Ich kann eine Handlungs-option zur Lösung einer konkreten Problem-situation im Kontext des Gesundheits-wesens auswählen.	Ich kann mein Handeln im Kontext des Gesundheits-wesens auf die eigene Persönlichkeit abstimmen.	Ich kann die Auswirkungen der eigenen Handlungen im Kontext des Gesundheits-wesens in Bezug zu einer Problemlösung einschätzen.	Ich kann mein Handeln im Kontext des Gesundheits-wesens reflektieren und mein Tun situativ angemessen modifizieren.
Ges./Pfl. K 5: **Ethisch und rechtlich verantwort-lich handeln**	Ich kann verantwortli-ches ethisches und rechtliches Handeln im Gesundheits-und Pflegebereich herstellen und beschreiben	Ich kann verantwortli-ches ethisches und rechtliches Handeln im Gesundheits-und Pflege-bereich und Ihre spezifischen Merkmale situations-bezogen wahrnehmen und deuten.	Ich kann anhand von Kriterien entscheiden, welche verantwortliche ethische und rechtliche Handeln im Gesundheits-und Pflege-bereich situations-bezogen angemessen ist.	Ich kann unter Berücksichti-gung ethischer und rechtlicher Komponenten im Gesundheits-und Pflegebereich zielgerichtet angemessen handeln.	Ich kann das im Gesundheits-und Pflegebereich angewandte Handeln unter ethischen und rechtlichen Komponenten sowie deren Auswirkungen einschätzen.	Ich kann das Handeln in Gesundheits- und Pflegebereichen im Kontext ethischer und rechtlicher Komponenten reflektieren und bin in der Lage diese ggf. zu modifizieren.

M. Leufgen 2007

4.4 Methodisch - didaktische Analyse

In Anlehnung an den Rahmenlehrplan und Ausbildungsrahmenplan für die Ausbildung in der Gesundheits- und Krankenpflege und der Gesundheits- und Kinderkrankenpflege des Landes Rheinland-Pfalz steht die geplante Lernsituation innerhalb des Lernmoduls 14a/b „Pflegehandeln an ethischen Prinzipien ausrichten und verantworten", welches im 2. Ausbildungsjahr mit insgesamt 209 Stunden (Theorie und Praxis) angesetzt ist. Die geplante Unterrichtsstunde befindet sich konkret im Lernmodul 14a (Theorie 36h) (vgl. Ministerium für Arbeit, Soziales, Gesundheit und Demografie, 2013 S. 68ff). In Bezug auf das Lernmodul und die ausgewählten Kernkompetenzraster für die berufliche Fachrichtung Gesundheit/Pflege, soll der Schwerpunkt auf der Fachkompetenz „Ges./Pfl. K 7: Persönliche Aspekte im Kontext des Gesundheitswesens entwickeln" liegen und hierbei werden die situativ angemessene Entscheidungsfindung und der Patient im Vordergrund stehen (vgl. Leufgen 2007).

Das Thema für die vorliegende Doppelstunde FEM wurde auf die pflegedidaktische Heuristik nach Ingrid Darmann-Finck bezogen. Die Heuristik nach Darmann-Finck dient dazu, Bildungsziele und Inhalte zu formulieren, aus denen sich im Verlauf die Kompetenzen ableiten lassen. Sie bildet die Basis meiner pflegedidaktischen Entscheidungen. In der Heuristik werden drei Zieldimensionen verknüpft: Technisches, praktisches und emanzipatorisches Erkenntnisinteresse mit den Personen bzw. Gruppen, die an einer Pflegesituation beteiligt sind. Ingrid Darmann-Finck stützt ihre Interaktionistische Pflegedidaktik auf Klafkis Schlüsselprobleme und Habermas Erkenntnisinteresse. Bei der Interaktionistischen Pflegedidaktik steht das bildende Subjekt im Mittelpunkt. Lernprozesse müssen demnach an den Erfahrungen und dem Vorwissen der SuS ansetzen und sich zusätzlich am Entwicklungsstand orientieren (vgl. Darmann-Finck 2010, S. 169ff).

Da FEM in der Pflege eine große Rolle spielen, stellen sie ein Schlüsselproblem (siehe Darmann-Finck) für die Pflegepraxis dar. Daher möchte ich die Schüler zunächst durch eine Selbsterfahrungsübung für das Thema sensibilisieren und ihnen später geeignete Alternativen aufzeigen, welche die Lernenden dann anschließend in einer Plenumsdiskussion gemeinsam reflektieren und auf das konkrete Fallbeispiel anwenden können.

Die SuS besitzen bereits erste Vorkenntnisse aus anderen Modulen, um die aktuelle Unterrichtsstunde besser bewältigen zu können. Bei den Alternativen zu FEM können sie zum Beispiel auf ihre Kenntnisse des Lernmoduls 10a,b,c („Pflegebedürftige Menschen aller Altersgruppen im Zusammenhang mit der Bewegung unterstützen") und damit auf diverse Prophylaxen und Hilfestellung bezüglich der Bewegung (Sturzprophylaxe, Kontrakturenprophylaxe, u.a.) zurückgreifen und besitzen daher auch bereits Kenntnisse im Umgang mit Expertenstandards. Sie verfügen zudem über Wissen in Bezug auf die Grundbedürfnisse der Patienten (Nahrungs- und Flüssigkeitsaufnahme, Ausscheidung, Körperpflege), welche für die auslösenden Faktoren einer Unruhe, eines Deliriums oder der Verschlechterung einer Demenz von Patienten eine bedeutende Rolle spielen können. Zudem haben sie erste Kenntnisse über die Gabe von Medikamenten aus dem Modul 5

(„Pflegebedürftige Menschen aller Altersgruppen im Zusammenhang mit der Verabreichung von Arzneimitteln unterstützen"), was ebenso für eine Bedingungsanalyse für den Einsatz einer FEM wichtig ist. Im Modul 7a,b haben die SuS gelernt, ihr pflegeberufliches Handeln an lebenslauf- und entwicklungsbezogenen Aspekten zu orientieren und aus dem Modul 12 verfügen sie über das nötige Hintergrundwissen zur Notwendigkeit des Einsatzes pflegewissenschaftlicher Lektüre, was sich in der Gruppenarbeitsphase bezahlt macht (vgl. Ministerium für Arbeit, Soziales, Gesundheit und Demografie, 2013, S. 23ff).

Eine direkte Vorstunde zum Themenbereich FEM gibt es nicht, da ich mit der aktuellen Stunde den Auftakt für dieses Themengebiet gebe und mit der FEM die erste ethische Grenzsituation mit hoher Praxisrelevanz einbringe. In den Anschlussstunden wird ein Überblick über die grundlegenden rechtlichen sowie ethischen Aspekte geschaffen und im weiteren Verlauf erneut auf das aktuelle Fallbeispiel sowie weitere neue Fallsituationen spezifiziert. Hiernach kann eine weitere Intensivierung, angepasst an die Schülerinteressen (weitere Vertiefung der ethischen Aspekte, weitere Anwendungsbeispiele, Vertiefung zum Thema Delir, Vertiefung der rechtlichen Aspekte oder Ähnliches) stattfinden. Wie im Lehrplan vorgegeben folgen im Anschlussteilmodul 14b weitere konkrete Fallbeispiele zu Kindesmisshandlung und Nahrungsverweigerung (vgl. Ministerium für Arbeit, Soziales, Gesundheit und Demografie 2013, S. 70f).

Ich habe mich für den Einstieg zur aktuelle Stunde für ein interessantes Kurzvideo entschieden, in dem eine Angehörige über die absurde Folge einer FEM berichtet, welche an ihrer Mutter verübt wurde. Dieses Video soll zunächst schockieren, wachrütteln und demzufolge das Interesse der SuS entfachen. Im Anschluss erfolgt zunächst ein Meinungsaustausch zum Video und den Praxiserfahrungen der SuS, wobei nach Darmann-Finck an die Vorerfahrungen und in Bezug auf die Vormodule auch an das Vorwissen der SuS angeknüpft wird, indem die SuS in einer regen Plenumsdiskussionsrunde ihre Wünsche, Ängste und Interessen teilen können. Diese sollen in den weiteren Stunden stets wieder aufgegriffen und thematisiert werden. Danach machen wir uns im Plenum, in Form eines Brainstorming, gemeinsam Gedanken was alles zum Thema FEM gehört, welche Punkte zukünftig wichtig für die SuS sind, um situationsgerecht die richtigen Entscheidungen für oder gegen eine FEM treffen zu können und diese auch im interdisziplinären Team und notfalls vor Gericht begründen zu können. Die Methode des Brainstorming ermöglicht es mir als Lehrer, einen Überblick über den aktuellen Wissensstand der SuS zum Thema zu erhalten. Zudem wird die Kreativität der Klasse angeregt (vgl. Zielke-Nadkarni et.al. 2008, S.28f). Während des Brainstorming entwickeln wir gemeinsam eine Mindmap an der Tafel. Hierbei soll diese dazu dienen, gemeinsam die folgenden Unterrichtsstunden zu planen, die Thematik zu organisieren, einen Überblick über das Thema zu verschaffen, Inhalte aufzubereiten, vorzubereiten (Lernstoff) und Ideen zu sammeln. Die SuS bekommen dadurch das Gefühl zugehörig zu sein und mitentscheiden zu dürfen. Außerdem gelangen sie zu der Erkenntnis, dass sie bereits einiges aus ihrer eigenen Erfahrung zum Thema beitragen können. Dies motiviert und unterstreicht die

Gegenwartsbedeutung. Da die Mindmap im Verlauf an der Tafel verbleibt, besteht jederzeit die Möglichkeit, Änderungen oder Ergänzungen vorzunehmen (vgl. Zielke-Nadkarni et.al. 2008, S.94f).

Anschließend können die SuS am eigenen Leib erfahren, was es für einen Patienten bedeutet, die Freiheit entzogen zu bekommen. Diese Übung soll das weitere Interesse am Thema fördern. Ein Bewusstsein für FEM zu schaffen, hilft einen besseren Bezug zum Thema zu erlangen und unterstreicht die Bedeutsamkeit für alternative Handlungen. Da sich die SuS im 2. Ausbildungsjahr befinden und sich untereinander bereits gut kennen, sollten sie keine Berührungsängste bei der Übung verspüren. Diese Übung ist aber auch als Kennlernübung für Kurse geeignet, die erst mit der Ausbildung begonnen haben. Die Selbstwahrnehmungsübung wird zunächst nach jeder einzelnen Übungsphase durch festgelegte Rückfragen reflektiert und nach Abschluss anschließend im Plenum diskutiert. Danach wird der weitere Verlauf der Stunde kurz erläutert und eine 15-minütige Pause eingelegt.

Nach der Pause gehen wir in die Gruppenarbeit über. Die Gruppenaufteilung erfolgt dabei durch ein Losverfahren, um eine bessere Durchmischung der Lernstarken mit den Lernschwächeren SuS zu erzielen, dass diese sich gegenseitig Hilfestellung geben können. Mit dem Lernangebot der Gruppenarbeit möchte ich vor allem die methodischen Kompetenzen (Die SuS recherchieren eigenständig geeignete Literatur zum Thema; Die Lernenden fassen die prägnantesten Inhalte der Literaturrecherche zusammen und stellen diese in einer frei gewählten Form schriftlich dar) der Schüler auf den Niveaustufen 3-4 erreichen. Zudem soll sie die Sozialkompetenz (inkl. Teamfähigkeit) fördern und zum selbstständigen Denken, Fühlen und Handeln befähigen. Die SuS bekommen dabei die Möglichkeit eigenverantwortlich und selbstständig ihre eigenen Methoden- und Fachkompetenzen in Bezug auf FEM zu erweitern und später am realen Fallbeispiel anzuwenden (Vgl. Zielke-Nadkarni et.al. 2008, S.104f). In meiner Rolle als Lernbegleiter stehe ich den Lernenden dabei stets beratend zur Seite. Dies ist besonders im Hinblick auf die divergenten Lernniveaus der SuS von großer Bedeutung. Dabei kann ich den lernschwächeren Schülern mehr Unterstützung zukommen lassen, wenn sie diese benötigen sowie die Selbstständigkeit der lernstärkeren SuS weiter fördern. Aus lernpsychologischer Sicht ist die Gruppenarbeit besonders positiv zu bewerten, da sie mir die Möglichkeit bietet, den Forderungen nach Erwerb bzw. Verbesserung der Selbstlernkompetenzen, hoher Handlungs- und Schülerorientierung, Selbstständigkeit sowie dem Erwerb methodischer und sozialer Kompetenz nachzukommen. Auch die Voraussetzungen für erfolgreiches Lernen aus konstruktivistischer Sichtweise werden stark berücksichtigt, indem u.a. ein selbstorganisiertes, aktives Lernen mit hoher Eigenständigkeit ermöglicht wird, es eine Vielfalt der Lernwege gibt und ein qualitatives Feedback stattfindet. Positiv für die Schüler ist der Einsatz vieler verschiedener Materialien bzw. Medien (z.B. von Computern, Bibliothek, Expertenstandards und Studien), die sonst aus Gründen der Verfügbarkeit eher weniger zum Einsatz kommen. Weiterhin besteht die Möglichkeit ihrem persönlichen Lerntempo zu folgen, in sozialen Gruppen zu arbeiten, sowie eine (begrenzte) eigene Einflussnahme auf den Lernstoff in Form von eigener Prioritätensetzung bei der Auswahl der Lektüre und der Inhaltspunkte zu haben. Dies führt zu einer, im Vergleich zum herkömmlichen Unterricht, gesteigerten Lernmotivation, welche ihrerseits positiv auf die Lernleistung rückwirkt. In Anpassung an die Klassen wurden die Arbeitsabläufe zunächst im Vorfeld besprochen sowie die wichtigsten Punkte und Fragestellungen zusätzlich auf dem „Laufzettel" der Schüler auch in schriftlicher Form festgehalten. Um dafür zu sorgen, dass jeder Schüler auch etwas tut und sich nicht auf seine Teamkollegen verlässt, soll jeder in der Gruppe eine spezielle Aufgabe übernehmen, welche ebenfalls auf dem „Laufzettel" vermerkt sind. Im Anschluss an die Erarbeitungsphase findet die Ergebnissicherung in Form einer selbst gewählten Gestaltung der SuS (Wandzeitung, OVP-Folie, u.a.) mit zugehöriger Präsentation im Plenum statt. Diese Präsentationsphase fördert eine weitere methodische Kompetenz (Die Lernenden präsentieren selbstsicher, unter Zuhilfenahme ihrer Notizen, die Ergebnisse ihrer Gruppenarbeit im Plenum) der SuS, welche im späteren beruflichen- sowie Lebensverlauf eine große Rolle spielt. Zum Zwecke der Rückmeldung und Ergebnissicherung reiche ich in der Anschlussstunde ein Handout mit allen wichtigen Fakten der Schülerausarbeitungen sowie relevanten Zusatzinformationen nach, um den SuS eine Komplettierung ihrer Unterlagen zu gewährleisten. Dies dient auch zur Selbstkontrolle der Lerner. Diese Art der (Selbst-) Überprüfung ist einerseits Teil der Selbstlernkompetenz, andererseits verdeutlicht sie den Schülern, dass ihr eigener Lernprozess und nicht der Lehrprozess der Lehrkraft im Mittelpunkt steht. Die abschließende Auswertungsphase zum Ende der Gruppenarbeit ist von großer Bedeutung, da die Ergebnisse allen SuS zugutekommen und der weiteren Anwendung im Unterrichtsgeschehen als Basis dienen.

Als nächstes folgt die Diskussionsrunde. Diese wird zum Fallbeispiel des Unterrichtsbeginns gestaltet, um eine konkrete Anwendungssituation gestalten zu können und damit die SuS zu motivieren ihr gerade erlerntes Wissen gleich zu testen und sich im geschützten Rahmen des Unterrichts auszuprobieren. Zudem wird der Unterricht dadurch abgerundet und nachvollziehbar. Die abschließende Diskussionsrunde mit dem Einsatz des zuvor gelernten Wissens ermöglicht den SuS einen Theorie-Praxis-Transfer. Durch das Diskutieren wird eine kritische Betrachtungsweise sowie die Selbstreflexion gefördert. Desweiteren wird die sozial-kommunikative Kompetenz gefördert, da sowohl die SuS untereinander, als auch Lehrperson und Lernende miteinander in Kommunikation und Interaktion treten. Besonderer Schwerpunkt liegt daher auf dem praktischen und emanzipatorischen Erkenntnisinteresse. Das bedeutet, dass am Ende der Stunde im Wesentlichen das Verstehen der eigenen Motive und Werte und das Aufdecken gesellschaftlich-organisatorisch geprägter Dilemmasituationen im Mittelpunkt stehen (vgl. Darmann-Finck 2010, S. 206f). Dadurch entsteht eine eigene Meinungsbildung des Auszubildenden. Die Methode ermöglicht zudem den SuS auf Grundlage wissenschaftsbasierten Regelwissens zu diskutieren. Wobei in dieser Stunde vor allem die Perspektiven der Pflegenden und des Patienten mit seinen Angehörigen im Vordergrund steht. Begründet mit dem symbolischen Interaktionismus hat dadurch jeder   Lernende die

Möglichkeit, sein eigenes Vorverständnis mit einzubringen, wodurch in der Diskussion verschiedene Ansichten sichtbar werden (vgl. Blumer zit. n. Darmann-Finck 2010, S. 15). Die Lernenden können aufgrund der Impulse Rückschlüsse auf die Praxis und ihre eigene Meinung bilden und das neu erworbene Wissen festigen sowie ihre kommunikative und die soziale Selbstkompetenz fördern, da sie in eine freie Diskussion treten müssen. Indem die SuS ihre eigene Haltung entwickeln, wird eine kritisch-reflexive Identitäts- und Persönlichkeitsbildung im hohen Maße angeregt. Ich begleite und beobachte als Lehrkraft den Diskussionsverlauf und habe die Möglichkeit diesen durch kleine Impulse zu beeinflussen. Sonst entziehe ich mich aber eher aus dem Diskussionsgeschehen und ermöglicht den SuS den Unterrichtsprozess eigenverantwortlich zu gestalten, was sich auf den kritisch-konstruktiven Ansatz nach Klafki (1995) stützt.

Das ethische Dilemma zwischen dem Wunsch des Patienten, seinem Recht auf Freiheit und der Situationsverantwortung der Pflegekraft, welche sich an Gesetze, Werte und Normen halten muss, kann auf den subjektorientierten Ansatz nach Ertl-Schmuck (2013) bezogen werden. Dieser besagt, dass sich der Mensch in einem gesellschaftlichen oder institutionellen Gefüge befindet und sein Handeln nach den Normen ausrichtet. Die Pflegekraft kann in diesem Fall nicht autonom handeln und muss nach der deutschen Rechtslage entscheiden (vgl. Ertl-Schmuck 2010, S. 69). Dieses Spannungsfeld soll allerdings als Schwerpunkt in einer anderen Unterrichtsstunde zum Ende der Unterrichtseinheit noch einmal besonders verdeutlicht werden. Solche Dilemmasituationen finden sich ebenso im emanzipatorischen Erkenntnisinteresse von Darmann-Finck wieder.

Zum Unterrichtsende erfolgt die Reflexion der Stunde durch eine Blitzlichtrunde, in der die Schüler ihren Nutzen für die Praxis, ihre Gedanken und Gefühle sowie weiterer Wünsche und Interessen für die nächste Stunde äußern können. Jede Äußerung soll dabei kurz und prägnant sein und durch die Zuhörer weder kommentiert noch diskutiert werden. Zudem sind Aussagen kein „Muss", sondern ein „Kann" auf freiwilliger Basis. (vgl. Zielke-Nadkarni et.al. 2008, S.26f)

4.5 Didaktische Reduktion

Der Unterrichtsinhalt ist im Umfang begrenzt. Dabei liegt der Fokus zunächst auf dem Kennenlernen der Thematik FEM, dem Erwerb grundlegender Fachkenntnisse sowie alternativer Handlungen. Dabei wird vor allem die Bedeutsamkeit des Themas in der Praxis durch das Fallbeispiel und die Sensibilisierung der SuS durch die Selbstwahrnehmungsübung zum Ausdruck kommen, um ein Grundverständnis aufzubauen. In der späteren, erneuten Diskussionsrunde soll dann die Meinungsbildung der SuS zum Thema FEM angeregt werden.

Im weiteren Verlauf der Unterrichtseinheit werden dann die rechtlichen sowie konkrete ethische Aspekte geklärt und im Fallbeispiel angewendet werden, sodass zum Abschluss der Unterrichtsreihe alle Aspekte bei der situativen Entscheidung in der Praxis sowie der eigenen Meinungsbildung einbezogen werden können.

Der Schwierigkeitsgrad der ausgewählten Materialien zur Gruppenarbeit ist unterschiedlich, da es verschiedenste Literaturen gibt und die Möglichkeit einer Onlinerecherche besteht. Jeder Schüler kann sich daher selbst geeignetes Material auswählen.

5 Stundenverlauf, Artikulationsschema

Lerngruppe
2. Ausbildungsjahr – Gesundheits- und Krankenpflege
28 Lernende

Benötigtes Material:
- Tafel + Kreide
- Beamer + Laptop

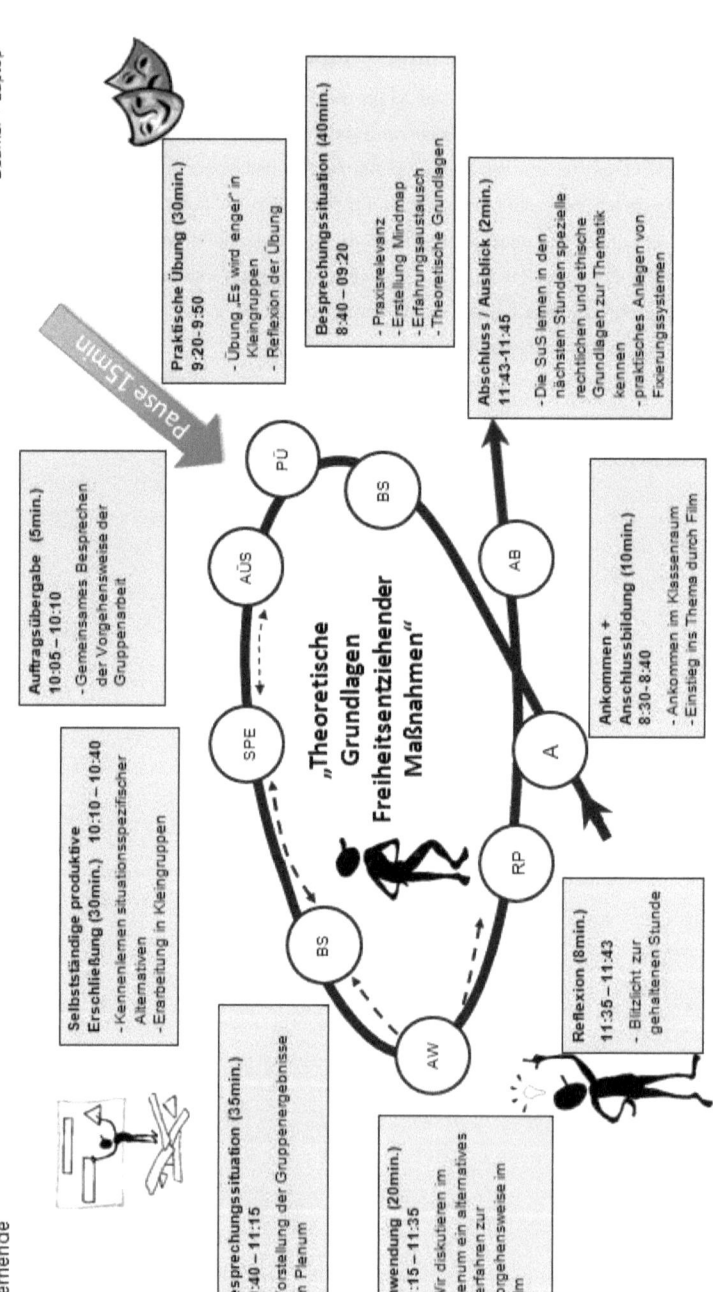

Auftragsübergabe (5min.)
10:05 – 10:10
- Gemeinsames Besprechen der Vorgehensweise der Gruppenarbeit

Praktische Übung (30min.)
9:20-9:50
- Übung „Es wird enger" in Kleingruppen
- Reflexion der Übung

Besprechungssituation (40min.)
8:40 – 09:20
- Praxisrelevanz
- Erstellung Mindmap
- Erfahrungsaustausch
- Theoretische Grundlagen

Selbstständige produktive Erschließung (30min.) 10:10 – 10:40
- Kennenlernen situationsspezifischer Alternativen
- Erarbeitung in Kleingruppen

Abschluss / Ausblick (2min.)
11:43-11:45
- Die SuS lernen in den nächsten Stunden spezielle rechtlichen und ethische Grundlagen zur Thematik kennen
- praktisches Anlegen von Fixierungssystemen

Pause 15min

PÜ

AÜS

BS

SPE

„Theoretische Grundlagen Freiheitsentziehender Maßnahmen"

AB

BS

A

RP

AW

Ankommen + Anschlussbildung (10min.)
8:30-8:40
- Ankommen im Klassenraum
- Einstieg ins Thema durch Film

Besprechungssituation (35min.)
10:40 – 11:15
- Vorstellung der Gruppenergebnisse im Plenum

Anwendung (20min.)
11:15 – 11:35
- Wir diskutieren im Plenum ein alternatives Verfahren zur Vorgehensweise im Film

Reflexion (8min.)
11:35 – 11:43
- Blitzlicht zur gehaltenen Stunde

Erläuterungen: die gestrichelten Pfeile symbolisieren Vor- und Rückgriffe in Anlehnung an die Theorie der Rückbezüglichkeit

Unterricht Pflegerelevante Aspekte zu FEM um 08:30-11:45 (180min)

Unterrichtsabschnitt	Uhr-zeit	Dauer/min	Inhalt	Ziel	Methode	Medien
Ankommen Einstieg	08:30-08:35	5	Begrüßung Vorstellung des Themas „Theoretische Grundlagen der FEM" Berufliche Relevanz	Interesse wecken, informieren, Motivationsbasis erzeugen	Vortrag	Tafel
Anschlussbildung Problemexposition	08:35-08:40	5	Film „Zwangsfixierung von Pflegepatienten" ZDF https://www.youtube.com/watch?v=3dCWjePhFFE	Problemsicht wecken, Beziehung zum Thema aufbauen	Visualisierung	Laptop, Beamer
Besprechungssituation Übertragungsphase	08:40-09:10	30	Erfahrungen der Schüler erfragen: - Welche Erfahrungen haben die Auszubildenden mit den FEM in der Praxis gesammelt? - Zusammentragen bekannter Infos im Plenum - Visualisierung als Mindmap an der Tafel	Verknüpfung mit den Erlebnissen in der Praxis Kenntnisse und Interessen der Schüler zum Thema klären	Gelenktes Unterrichtsgespräch Mindmap erstellen	Tafel
Informationsphase	09:10-09:20	10	Theorie - Formen der Fixierung - Bezug zur Mindmap	Über die theoretischen Grundlagen informieren	Vortrag	OHP Folien Skript
Praktische Übung Übungsphase	09:20-09:50	5 20	Übung: „Es wird enger" Aufteilung der SuS in 4 Gruppen Reflektierende Fragen: - Wie geht es Ihnen? - Was empfinden Sie? - Wie lange halten Sie die Situation aus?	Eigene Grenzen wahrnehmen	Gruppenübungen	4 Gruppen 4x7 Freiwillige aus den Gruppen (Loskarten zur Gruppeneinteilung) Im Raum aber lieber draußen im Freien
Besprechungsphase		5	Kurze Auswertung der Übung			
Unterrichtsabschnitt	Uhr-	Dauer/	Inhalt	Ziel	Methode	Medien

21

	zeit	min				
PAUSE	09:50-10:05	15				
Auftragsübergabe Selbstständige Erarbeitungsphase	10:05-10:40	5 30	Alternativen zu FEM Aufgabenstellung Bearbeitungszeit	Kennenlernen der verschiedenen Alternativen zu FEM	Gruppen-arbeit	Bibliothek, Internetarbeitsplatz, Materialtisch mit div. Literatur
Besprechungssituation	10:40-11:15	35	Vorstellung der Ergebnisse aus der Gruppenarbeit „Alternativen zu FEM" 5 Gruppen x 7 min	Informationsweitergabe der Gruppenergebnisse ans Plenum	Plenum	
Anwendungsphase	11:15-11:35	20	Alternative Gestaltung zum Fallbeispiel	Bezug zum Film herstellen Erworbenes Wissen anwenden	Plenums-diskussion	Flipchart
Reflexionsphase	11:35-11:43	8	Reflexion des Unterrichts „Pflege bei FEM" Rückmeldung an den Dozenten	Die Inhalte und die Methoden reflektieren	Blitzlicht	Evtl. Sprachstein
Ausblick	11:43-11:45	2	Informationen zur nächsten Stunde Verabschiedung	Über Inhalte der nächsten Stunde informieren	Vortrag	

6 Reflexion

Der geplante Unterricht entspricht meinen didaktischen Prämissen und meiner Person. Da die Stunde sehr abwechslungsreich und mit praktischen- (Selbsterfahrungsübung) sowie Anwendungsaspekten (Fallbeispielanwendung) versehen ist, denke ich, dass sie bei den SuS gut ankommen wird. Die unterschiedlichen Methoden ermöglichen eine Abwechslung im Unterricht, überfüllen die Stunde aber nicht. Da ich mit einem Video, einer lockeren Diskussion und einem Erfahrungsaustausch in den Unterricht starte, sollte dies auch zum Dienstagmorgen einen ansprechenden Einstieg in die Thematik darstellen und den SuS Lust auf mehr machen. Der Schwierigkeitsgrad in der Unterrichtseinheit gestaltet sich ausgewogen. Es gibt leichtere und anspruchsvollere Phasen und Übungen. Durch die doppelte Handlungslogik aus theoretischem Regelwissen und hermeneutischem Fallverstehen kann eine gute Grundlage für die spätere Berufspraxis geschaffen werden sowie eine Erweiterung der Handlungskompetenz erfolgen. Außerdem haben die SuS die Möglichkeiten ihre Materialien für die Gruppenarbeit selbst zu wählen, ebenso steht ihnen die Präsentationsform der Ergebnisse frei und sie haben Mitspracherecht bei der thematischen Akzentuierung und der methodischen Gestaltung der kommenden Unterrichtsstunden.

Meine Erkenntnisse, die ich nach dem Abhalten der Stunde erlangen werde, werde ich in die Planung des nächsten Unterrichtes mitnehmen.

7 Literatur

Bücher und Zeitschriften

- Darmann-Finck I.: Interaktion im Pflegeunterricht. (2010) Frankfurt am Main: Peter Lang internat. Verlag
- Darmann-Finck I.: Eckpunkte einer interaktionistischen Pflegedidaktik. in: Ertl-Schmuck, Roswitha/ Fichtmüller, Franziska (Hrsg.): Theorien und Modelle der Pflegedidaktik. Eine Einführung. (2010) Weinheim: Juventa Verlag
- Ertl-Schmuck R.: Subjektorientierte Pflegedidaktik. in: Ertl-Schmuck, Poswitha/ Fichtmüller, Franziska (Hrsg.) (2010): Theorien und Modelle der Pflegedidaktik. Eine Einführung. (2010) Weinheim: Juventa Verlag
- Klafki W.: Die Bildungstheoretische Didaktik im Rahmen kritisch-konstruktiver Erziehungswissenschaft. in Gudjons H., Winkel R. (Hrsg.) Didaktische Theorien. 12 Aufl., (2006) Hamburg: Bergmann und Helbig
- Leufgen M.: Kernkompetenzen für die beruflichen Fachrichtungen Gesundheit/ Pflege (2007)
- Meyer H.: Leitfaden Unterrichtsvorbereitung. (2007) Berlin: Cornelsen
- Ministerium für Arbeit, Soziales, Familie und Gesundheit des Landes Rheinland-Pfalz: Berichte aus der Pflege – Rahmenlehrplan und Ausbildungsrahmenplan für die Ausbildung in der Gesundheits- und Krankenpflege und Gesundheits- und Kinderkrankenpflege des Landes Rheinland-Pfalz (2013) Berlin
- Schaefer J.: Aus Fehlern lernen. Vom Wert „falscher" Entscheidungen. In: GEO 3/2012, 136-149
- Zielke-Nadkarni A. (Hrsg.), Drude C.: Unterrichtsmethoden in der Pflegeausbildung. (2008) München: Elsevier

Internet

- Griese B.: Funktion und Wirkungsweise von Lehr- und Lernzielen (2016) https://dbs-lin.ruhr-uni-bochum.de/lehreladen/planung-durchfuehrung-kompetenzorientierter-lehre/lehr-und-lernziele/typen-und-stufen/ (29.06.16)
- ZDF: Zwangsfixierung von Pflegepatienten (2012) https://www.youtube.com/watch?v=3dCWjePhFFE

8 Anlagen

Die Klasse teilt sich in 4 Gruppen (á 7 Pers.) mit je einer freiwilligen Person „X". Alle Anwesenden einer Gruppe bilden einen Kreis, indem sie sich an den Händen fassen und auseinander treten. Die Hände werden wieder los gelassen. Nun darf sich eine Person „X" in die Mitte begeben.

Diese Person wird nun nacheinander verschiedene Aufgaben erhalten und der Kreis ebenfalls verschieden Anweisungen für Verhalten bekommen. Nach jeder veränderten Sequenz, wird die Person in der Mitte gefragt:

> *„Wie geht es Ihnen?"*
> *„Was empfinden Sie?"*
> *„Wie lange halten Sie diese Situation aus?"*
> *„Welchen Unterschied gibt es zur vorherigen Situation?"*

Stetige Aufgabe von Person X:
Sie möchte sich selbständig aus dem Kreis heraus bewegen!

a) Person X geht im offenen Kreis „aus und ein"

b) Der Kreis fasst sich an den Händen und Person X kann diese selbständig öffnen und schließen zum hinaus und herein gehen.

c) Der Kreis fasst sich wieder an den Händen. Person X geht unter den Händen nach „draußen" und wieder herein bzw. steigt auch über die Hürden.

d) Die Hände können nun von der Person X nicht mehr geöffnet werden. Und auch beim Übersteigen bzw. unten drunter durchkommen wird diese von den Mitgliedern des Kreises gehindert.

e) Der Kreis bleibt immer noch geschlossen und geht jeweils Schritt für Schritt auf Person X zu. Nach jedem Schritt werden die genannten Fragen an Person X gestellt.

f) Die Mitglieder des Kreises halten sich immer noch an den Händen und drehen ihre Körper nun seitlich, dass der Kreis noch enger wird. Wie geht es Person X nun?

Intention der Übung:
Bewusstsein für FEM schaffen, d.h. „Ich kann mich plötzlich nicht mehr dort hin bewegen, wohin ich möchte?"
Über diese Übung kann meist sehr gut der „Druck" den Person X den anderen spiegelt, benannt werden, der entsteht, wenn man merkt „Hier komme ich nicht raus!" und welche Vehemenz sich dadurch entwickelt „alles daran zu setzen" (z.B. Zwicken, Kratzen, „raffiniertes Ausbüchsen"), hier wieder raus zu kommen. Auch die Frage „Wie lange halten Sie das aus?" liefert spannende und eindeutige Ergebnisse.

Gruppenarbeit

Bearbeitungszeit: 30min
Präsentationszeit: 7min (pro Gruppe)

1. **Gruppe**: Wer fixiert wen und warum? Gründe für FEM
2. **Gruppe**: Welche Folgen können dem Patient, seinen Angehörige sowie der Pflegekraft durch die (sachgemäße, unsachgemäße) Anwendung einer FEM drohen?
3. **Gruppe:** Welche Alternativen gibt es zu FEM?
4. **Gruppe:** Welche Assessmentinstrumente zur Prävention einer FEM gibt es? (Gebrauch in der Praxis , Vorteile, Nachteile)
5. **Gruppe**: Interaktion, Alternativen im Team

Aufgabenteilung - Überlegt euch zuerst wer welche Aufgaben übernimmt, um eine optimale Nutzung der vorgegebenen Zeit zu erreichen.

- **Gesprächsleiter** (begleitet die Kommunikation innerhalb der Gruppe)
- **Schreiber** (dokumentiert die Ergebnisse)
- **Zeitmanager** (erstellt einen Zeitplan)
- **Designer** (überlegt sich die Form der Präsentation)
- **Präsentator** (präsentiert die Ergebnisse im Plenum)

Erarbeitung - Verschafft euch einen Überblick über euer Thema. Vergesst dabei nicht Prioritäten bei der Auswahl präsentationsrelevanter Informationen zu setzten. Für die Erarbeitung stehen euch die Bibliothek, die PC's und der vorbereitete Materialtisch zur freien Verfügung.

Präsentation - Stellt eure Ergebnisse im Plenum vor. Überlegt, welche Medien ihr dazu verwenden wollt (Tafel, Folie oder Plakat).

Viel Spaß

Kompetenzen bzgl. der Gruppenarbeit zur Orientierung:
- *Die SuS recherchieren geeignete Literatur eigenständig zum Thema.*
- *Die Lernenden fassen die prägnantesten Inhalte der Literaturrecherche zusammen und stellen diese in einer frei gewählten Form schriftlich dar.*
- *Die Lernenden präsentieren selbstsicher, unter Zuhilfenahme ihrer Notizen, die Ergebnisse ihrer Gruppenarbeit im Plenum.*
- *Die SuS berücksichtigen sich in der Gruppe durch respektvolles zuhören.*
- *Die SuS nehmen aktiv am Gruppengeschehen teil und beteiligen sich bei der Erstellung der Präsentation.*
- *Die SuS übernehmen in der Gruppe Verantwortungsaufgaben und führen diese pflichtbewusst aus.*

Internetseiten
- www.redufix.com/cms/website.php
- www.stmgp.bayern.de/meine-themen/fuer-fach-und-pflegekraefte/eure-sorge-fesselt-mich/
- www.leitlinie-fem.de
- www.pflege-gewalt.de/professionell_Pflegende_Artikel/freiheitsentziehende-massnahmen-und-alternativen.html
- www.pflege-durch-angehoerige.de/2014/03/29/freiheitsentziehende-massnahmen-in-der-pflege/

Broschüren
- Bayrisches Staatsministerium für Gesundheit und Pflege: Eure Sorge fesselt mich - Alternativen zu freiheitsentziehenden Maßnahmen in der Pflege. (2015)
- Bayrisches Staatsministerium für Gesundheit und Pflege: Verantwortungsvoller Umgang mit freiheitsentziehenden Maßnahmen in der Pflege. (2015)
- Ministerium für Arbeit, Gesundheit und Demografie RLP: Es geht auch anders! - Vermeidung freiheitsentziehender Maßnahmen in der Pflege (FEM) bei pflege- und betreuungsbedürftigen Menschen in Rheinland-Pfalz. (2012)
- DEGAM Leitlinie: Ältere Sturzpatienten (2004)
- Deutsche Expertengruppe Dementenbetreuung e.V.: Fixierung-Handlungsempfehlungen zur Fixierung Demenzkranker (2005)
- Bundesministerium für Gesundheit: Rahmenempfehlungen zum Umgang mit herausforderndem Verhalten bei Menschen mit Demenz in der stationären Altenhilfe (2006)
- Köpke S., Meyer G. et all: Leitlinie FEM – Vermeidung von Freiheitsentziehenden Maßnahmen in der beruflichen Altenpflege (2011)
- Henkel A., Köpke S., et all: Mehr Freiheit wagen! Eine Kurzinformation für Pflegende (2015)

Instrumente
- LAG Betreuungsvereine Sachsen-Anhalt: Ablaufhilfe für freiheitsentziehende Maßnahmen in Einrichtungen. (2009)
- Tinettitest zur Ermittlung der Sturzneigung
- Expertenstandard Sturzprophylaxe in der Pflege

Sonstige Literatur
- Meyer G, Möhler R, Köpke S: Ärzteblatt Freiheitsentziehende Maßnahmen in der Altenpflege. Beitrag der Wissenschaft zur Qualitätssicherung. (2016)
- Möhler R, Abraham J, Müller M et all: Mehr Freiheit wagen. Die Schwester Der Pfleger (2015)
- Möhler R. Interventionen zur Vermeidung und Reduktion von freiheitseinschränkenden Maßnahmen in der stationären Altenpflege: Herausforderungen bei der Synthese komplexer Interventionen. Pflege (2015)
- Köpke S, Möhler R, Meyer G: Zur Sturzprophylaxe nicht geeignet - Freiheitseinschränkende Maßnahmen haben keinen Nutzen, werden aber noch regelmäßig angewendet. Pflegezeitschrift (2015)
- Möhler R, Krüger C, Meyer G: Was mache ich, wenn mein Angehöriger fixiert wird? Angehörige pflegen (2014)

- Möhler R, Meyer G: Ein Weg zur Pflege ohne Fixierung. Leitlinien zur Vermeidung von freiheitsentziehenden Maßnahmen in der Altenpflege. Praxis Pflegen (2014) Krüger C, Möhler R, Meyer G: Fixierung. Buchgurte und ihre Risiken. Die Schwester Der Pfleger (2013)
- Meyer G: Interview mit Prof. Dr. Gabriele Meyer – "Pflege ohne Freiheitsentzug ist machbar". Die Schwester Der Pfleger (2012)
- Köpke S, Meyer G: Wichtiges Thema, unzureichend berichtet. Leserbrief zu Berzlanovich A, Schöpfer J, Keil W: Todesfälle bei Gurtfixierungen. Deutsches Ärzteblatt (2012)
- Meyer G, Möhler R, Krüger C: Pflege ohne freiheitsentziehende Maßnahmen ist keine Utopie – Kreativität ist gefragt. Altenpflege (2012)
- Möhler R, Meyer G: Einsatz von freiheitsentziehenden Maßnahmen – Eine schwierige Entscheidung. Angehörige pflegen (2012)
- Krüger C, Meyer G: Freiheitsentziehende Maßnahmen im Akutkrankenhaus - Ergebnisse einer empirischen Untersuchung. Pflege (2011)
- Guy W.: Ethik in der Medizin - Freiheitsentziehende Maßnahmen in Altenpflegeheimen - rechtliche Grundlagen und Alternativen der Pflege (2007)

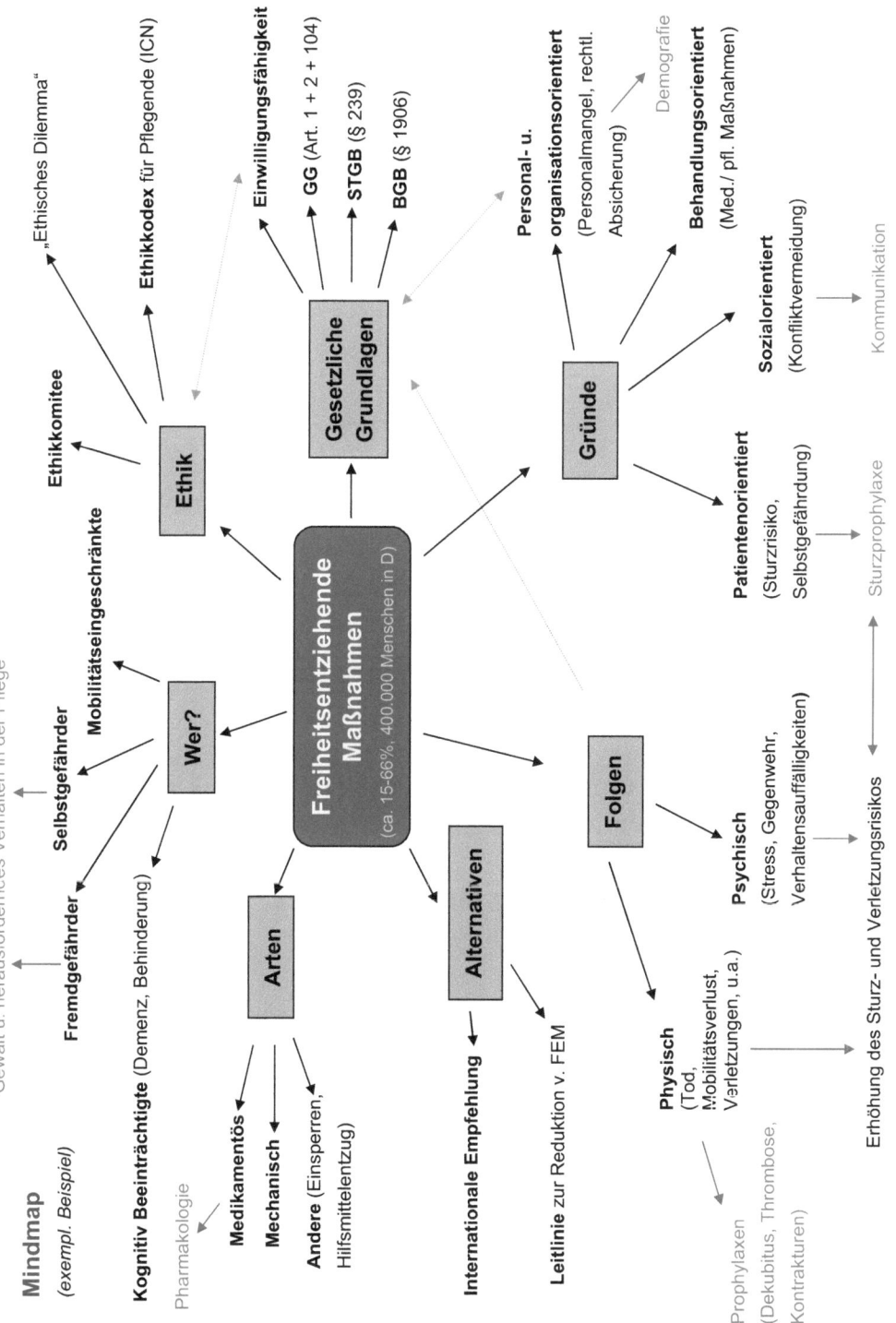

Mindmap
(exempl. Beispiel)

Freiheitsentziehende Maßnahmen
(ca. 15-66%, 400.000 Menschen in D)

Ethik
- "Ethisches Dilemma"
- Ethikkomitee
- **Ethikkodex** für Pflegende (ICN)
- **Einwilligungsfähigkeit**

Gesetzliche Grundlagen
- **GG** (Art. 1 + 2 + 104)
- **STGB** (§ 239)
- **BGB** (§ 1906)

Gründe
- **Personal- u. organisationsorientiert** (Personalmangel, rechtl. Absicherung)
- Demografie
- **Behandlungsorientiert** (Med./ pfl. Maßnahmen)
- **Sozialorientiert** (Konfliktvermeidung)
- Kommunikation
- **Patientenorientiert** (Sturzrisiko, Selbstgefährdung)
- Sturzprophylaxe

Wer?
- **Mobilitätseingeschränkte**
- **Selbstgefährder**
- **Fremdgefährder**
- **Kognitiv Beeinträchtigte** (Demenz, Behinderung)
- Pharmakologie
- Gewalt u. herausforderndes Verhalten in der Pflege

Arten
- **Medikamentös**
- **Mechanisch**
- **Andere** (Einsperren, Hilfsmittelentzug)

Alternativen
- **Internationale Empfehlung**
- **Leitlinie** zur Reduktion v. FEM

Folgen
- **Psychisch** (Stress, Gegenwehr, Verhaltensauffälligkeiten)
- **Physisch** (Tod, Mobilitätsverlust, Verletzungen, u.a.)
- Erhöhung des Sturz- und Verletzungsrisikos
- Prophylaxen (Dekubitus, Thrombose, Kontrakturen)

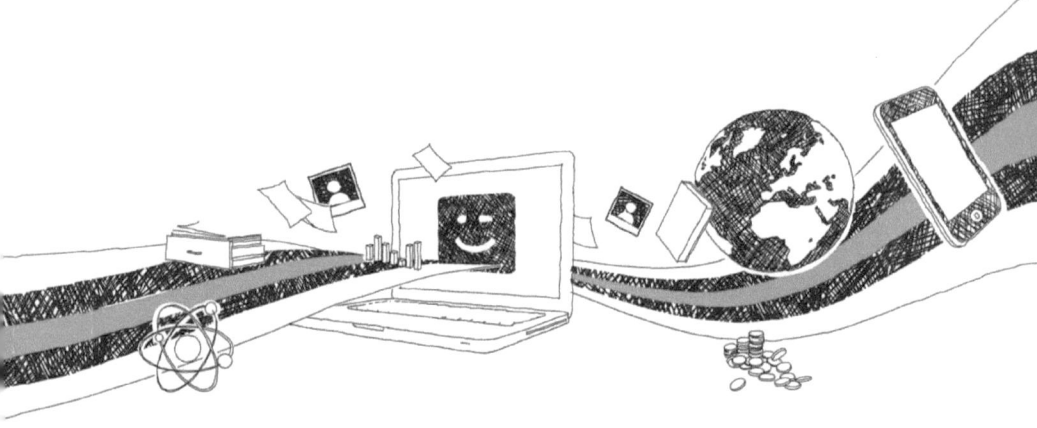
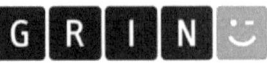